JN065567

診療放射線技師のための
国際学会で使える英語

English for
Academic Presentation and Paper

国立研究開発法人　国立国際医療研究センター病院
放射線診療部門　副診療放射線技師長

光野　譲
YUZURU KONO

医療科学社

はじめに

　「論文を書くためにわざわざ英語を学ぶ必要はないよ。翻訳ソフトがあるでしょ」（金銭的に余裕のある方は）「翻訳者を雇えば？」とおっしゃる方が私の周りにも多くいらっしゃいます。

　残念ながら、こういう考えは世界のトレンドとは相反しています。多くの世界の教育者たちは英語の重要性を以前から強く認識しており、英語教育に非常に力を注いでいます。海外旅行をすればすぐにお気づきになると思いますが、ヨーロッパ諸国だけでなく、東南アジア諸国でも英語を第二言語として操るバイリンガルは特にめずらしくありません。

　そして残念ながら翻訳ソフトや翻訳者は文字校正がその役割であり執筆者のもつ思考やバックグラウンドを反映してはくれないということです。「出来上がった文章をよくよく読んでみると意図と異なっていた」ということはよくあることです。

　この状況を受けて、やっと日本では小学校３年生からの英語教育が必須化されようとしています。早期英語教育を受けた世代が社会に出る頃には事態は変化するかもしれませんが、それまでただ待っているわけにもいきません。

　ではどうしましょうか？

　実は私はそれほど悲観しなくてよいと思っています。

　日本の中高英語教育を受けた方々は、本人が気付いていないだけで実は英語にそこそこ精通されています。教養としての英語知識を実用知識に変換しさえすれば、絡まった糸が解ける様に英語ができるようになります。

　論文や学会発表で使われる英語は思った程難しくないことにもこの本を読み終えた後に気づいていただけるはずです。

本書は日頃、業務でお忙しい皆様でも効率よく習得していただけるよう役立つ情報を厳選して掲載してあります。

　先ごろ出版した書籍『放射線検査で使える英会話』（株）医療科学社と同様に難しい単語にはルビをふってあります（強く発音する場所は赤字です）。☺ は上級者レベルネタ、✍ は雑学ネタをそれぞれ書いてあります。

　本書を参考に、多くの方が海外発表や学術投稿に目を向けていただければこれほど幸せなことはありません。

　この本は出版するにあたり株式会社　医療科学社様から多くの協力をいただきました。

　大変感謝しています。

2020 年 12 月
国立研究開発法人　国立国際医療研究センター病院
放射線診療部門　副診療放射線技師長
光野　譲

contents
もくじ

本書の見方
●医学英語特有の発音が難の単語にはルビをふり、ストレス箇所は朱色標記にしました。
☺上級者にお使いいただきたい事項には ☺ をつけています。「ちょっと難しいな」「必要ないな」と思われた時はどうぞ飛ばして読み進めて下さい。
✍で始まる項目は英語のトリビアです。楽しみながら英語の知識を増やして下さい。

英語学会発表

☑抄録作成（英語論文と共通）

　英語抄録作成は国内の学術研究会でも必須になりつつあります。抄録はいわゆる研究の"エッセンス"です。ですから「抄録は書いてあればいい」「抄録は何となく意味が通ればいいや」では不十分です。そんな気持ちで書かれた抄録を読んだ方はその気分を敏感に感じ取って読み進むことを途中でやめてしまうかもしれません。

　ここでぜひ知っていただきたいのは、抄録のような短い文章だからこそ、しっかり書く必要があるということです。できるだけ多くの人に興味を持ってもらい読んでいただくためには（学会場に来てもらうためには）読者の心を動かせる完成度が必要です。

■タイトル（論文と共通項目）

　原稿を読もうか読むまいか読者が最初にフィルターをかけるのがタイトルですから、タイトル選びはとても重要です。「タイトルは雰囲気が出てればいいんじゃないの？」的な考え方はバッサリ捨てて下さい。何となく雰囲気を感じ取れるは日本人が英文を読む時で、欧米人にはあまり期待できないと考えた方がいいと思います。少々大袈裟化もしれませんが、自分の子供に名前をつけるような気持ちでタイトルをつけましょう。

　そして可能な限りタイトルには学会で旬なキーワードを盛り込みましょう。なぜなら、Pub-med などの研究論文検索エンジンは入力されたキーワードをタイトルや keywords から単純に拾い上げていくシステムだからです。勿論ここからは学会からア

6

クセプトされ抄録がネット掲載されてからの話ですが、タイトルに旬なキーワードが使われていればいるほど研究者による検索にかかりやすくなり、その結果注目を集めることとなります。具体的な例を挙げて説明すると、全米科学財団によれば、2016年に発表された論文だけでも 2,295,608 本もあるのです。こんなおびただしい数の論文の中から手に取って読んでもらうためにはどうしたらよいか？

もうおわかりですよね。

その他の注意点を 7 つご紹介します。

1. 略語の禁止

DNA、RNA のように略語の方が一般的である場合を除き略さずに綴るのが原則です。学術誌の「抄録作成時の注意点」には「一般的に使用されている略語以外は、初めに正式名称を記載してから略語を使用して下さい」との趣旨が書かれているはずです。ご確認下さい。

✍詳しくは COLUMN 略語（P.10）をご覧下さい。

特に略語がたくさん並んだ文章は " アルファベットスープ " などと呼ばれ読者から敬遠されてしまいます。ご注意下さい。

2. 時数制限の遵守

時数制限を設ける理由には大きく 2 つあります。

1）スペースの問題

2）秀逸なタイトルが期待できる

1）は当然ですよね。

時々名詞を並べただけのタイトルを見かけますが、英語圏では noun trains（大名行列ならぬ名詞行列）と呼ばれ敬遠されます。目安として4つ以上名詞を並べることは避けた方が無難です。(P.47 ～)

2) は意外に思われる方もいらっしゃると思いますが、文字数制限を設けることで執筆者が推敲を繰り返す結果、秀逸なタイトルが生まれることを学会は期待しているのです。

例) × triangular shaped figure →○ triangle

× laser pointer whose color in red →○ red laser pointer

☺ なお付録の P.70 に誤りやすい冗語（無駄で余計な言葉）をまとめておきましたのでご参照下さい。

3. お作法を知る

"所変われば品変わる" という諺が示す通りで、ターゲットとする学会の作法を知る必要があります。

例えば、"○○の検討" は日本国内学会ではよく目にするタイトルです。直訳すると "A study of ○○" や "The evaluation of ○○" となりますが、残念ながらこのようなタイトルを国際学会で見かけることはあまりありません（学会で研究発表するのは当然ということです）。

4. 学会ガイドラインの遵守

所謂、バイブルに書いてあることは守りなさい！　ということです。ここから逸脱したら問答無用で落とされることを覚悟しなくてはなりません。

☺ サブタイトルをつけたい時はコロン (:) を使用します。

タイトル：サブタイトルとして下さい。

日本でよくみられる

タイトル－サブタイトル－

一般的ではありませんのでご注意下さい。

☺ ぜひ付録の☑セミコロン、コロン、ハイフンの使い分けも
ご参照下さい（P.71）。

5. 環境文字（機種依存文字）の禁止

環境文字とは、各機種（Mac や UNIX など）に依存し互換
性がない文字のことです。私たちにとってはなじみ深い①や
②がこれに当てはまります。

異なった環境では文字化けして文字が読めなくなる可能性が
あります。また MS 明朝や MS ゴシックなどの日本語のフォ
ントも使用してはいけません。

環境文字をチェックしてくれるフリーソフトもインターネッ
トにありますから心配な方はご利用下さい。

6. 大文字と小文字

通常、読みやすさを優先させるため最初の文字のみ大文字で
その他は小文字にすることが多いのですが、念のため「抄録
作成時の注意点」等で確認する必要があります。ちなみに大
文字のみで書くと読み手に威圧感を与えてしまいます。

7. スペル、文法ミスは大敵！

日本語でもそうですが、誤字、脱字、文法間違いは査読者か
らの印象を著しく下げてしまいます。英、米で用法やスペル
が異なる場合はターゲットジャーナルの注意事項を読み、使
い分けが必要です。

8. 疑問文を使う

サブタイトルで使うと効果的です。もちろん読者に質問して
いるのではなく「こんなことを一緒に考えてみましょう！」
という行動誘導効果を期待してのことです。

COLUMN　略語

　ご存知のように医学分野では多くの略語が使われています。入職したての職務経験の浅い方にとってはご負担になっていると思います（私も随分苦労しました。単に英語ができるのとは異なります）。

　では、仮に略語がなかった場合を想像してみて下さい。

　例えば PET の注射を看護師の方にお願いする時に「FDG の IV お願いします！」で済むところを「フルオロデオキシグルコースの静脈注射をお願いします」と言わなければならなくなるのです。

　物事をできる限り正確に表現するのが科学の本望です。おのずと医療英語は長くなる傾向にあります。極端な例ですが、Pneumono ultramicroscopicsilicovolcanoconiosis（塵肺症）という医療英語は、なんと 45 文字！もあるのです。

　略語はこのような長い用語を使う煩わしさを解決するために考案されたものですが、使う人たちの間で、略し方のルールを明確にしておかないと十人十色の略語ができてしまい収集がつかなくなってしまうおそれがあります。

　AI を例に考えてみましょう。

　私たちの常識からすれば、AI といえば、artificial intelligence（人工知能）を指すと思いますが、航空業界の人達からは Air India（インド航空）と解釈される可能性もあるのです。

　特に医療業界には同じ単語でも職種間で異なる英略語があふれていますので、Information for Authors（抄録作成時の注意点）にある略語集で確認する必要があります。

　✍同一論文、発表内では略語や記号が複数存在する場合は一つに統一するのが原則です。例えば Magnetic Resonance Imaging の略語として MR を最初に使ったら、途中で MRI などと言い換えたりすることは通常しませんのでご注意下さい。

■抄録本文

抄録は学会発表だけでなく論文発表にも課せられており、通常以下のようなコンテンツ分けがされています。

1. Rationale/Background（研究目的 / 背景）
   ラショナール
2. Methods
3. Results
4. Conclusion
5. Key words（通常 3~5 程度）

抄録は「**シンプルでわかりやすい文章**」で書くのが原則です。

間接表現や修辞法が盛り込まれた科学論文は誤解を招くおそれがある、要点がつかみにくくなるなどの理由で現在は敬遠される傾向です。

実はこのトレンドはある有名な史実から生まれたことをご存知でしょうか。

なにを隠そうあの有名なペニシリンに関する逸話です。

フレミング先生が書かれた論文がもっとわかりやすかったらペニシリンの実用化はあと十年早かったのではないかといわれています。

抄録の最後には（検索）キーワードを入れることが多いのですが、ぜひ研究者がアクセスをしやすく興味が湧きそうなワードを選びましょう。理由は P.6 に記載しております。

話は変わりますが、現在は国際化が進みかつてない程の英語ブームですが、情報が氾濫しすぎて「一体全体何をどう勉強したらわからない！」と嘆かれている方も多いのではないでしょうか。

　最短距離の英語学習としてとりわけ筆者がお奨めするのは基本動詞のマスターです。なぜなら動詞は英語の品詞の中の王様だからです。

　今一度学生時代に習った文型をちょっと思い出して下さい。
　英語の文型は第1文型から第5文型までありとても大事な概念ですが、日本の英語教育は英語を日本語に翻訳することに意識が偏り過ぎている印象を強く受けます。
　ぜひ覚えていただきたいのは、英語の文型を決定しているのが動詞であり、その動詞の意味は使われている文型に依存するということです。

　例えば辞書で"give"を調べてみます。超初級学習者の方々は膨大な量の日本語訳が載っているので困惑してしまうと思います。「この文のgiveはどの訳がしっくりくるのかな？」とひたすら辞書とにらめっこした経験を持つ方も多いのではないでしょうか？

　そこで裏技です。そのgiveが自動詞として使われているか他動詞として使われているかのフィルターを入れるだけで（計算上ですが）労力を半分に減らすことができるのです。

　ほとんどの動詞は自動詞としても他動詞としても使われますが、時々その一方でしか使われないものも存在します。
　"love"がその典型です。この動詞は必ず他動詞として使いますので、"I love"という句を耳にしたり、目にしたりしたnativeは次にどんな言葉がくるのかとても気になります。
　藤原聡さん（Official髭男dism）が作詞作曲された曲の中に「I love…」というものがあります。このタイトルを耳にした英米人は、Iが好きなものは"一体何？"と好奇心が一斉に湧くので

す。初めてこの曲を聴いたとき「巧いタイトルをつけたな～！」と感心しました。

　ここで英語文型をもう一度思い浮かべて下さい。

　第一〜第五文型の最大公倍数は S ＋ V です。このことは言い換えれば英文の贅肉を削ぎ落としていって最後に残るもの（英語の核）は主語と動詞であることを物語っています。

　例えるなら主語は武蔵丸弁慶です。他の部下（目的語、形容詞、副詞）がみんな逃げ出してしまうような戦況下でも、最後まで君主の牛若丸（動詞）に仕える忠実な家臣のような存在です。

　✎語源情報として主語を意味する英語の "subject" とは王に仕える " 家臣 " であること、その主語を支配する王とは動詞であることもこの際ご記憶下さい。

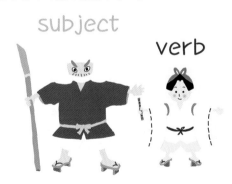

■時制

　今の世の中、会話などのある程度決まった型の簡易な逐次翻訳でしたら、優秀な翻訳ソフトがほとんどの問題を解決してくれます。依存症にならない程度にご利用下さい。

　ソフトを上手に使うコツは、倒置表現などは使わず主語と述語を明確にする、修飾と被修飾語の距離ができるだけ近い日本語の文章をまず作ることです。

そして、ソフトが翻訳した英文はご自身で必ずご確認下さい。

このような便利な世の中になっても多方面から「英語で論文を書くのは難しい」という声が聞こえてきます。

論文を執筆されている方からの質問で最も多いのが実は動詞の時制の使い方です。「Discussion でこんなことを言いたいのですが、過去形ですか？　現在完了形の方が私は形が好きなのですけど」などの質問をよくいただきます。

ではここで、ウォーミングアップの目的で英訳問題にチャレンジしていただきます。

Q．彼女は私の学生の時の友人です。

○○○翻訳で回答を探すと、おおよそ次の３つに落ち着くのではないでしょうか。

1. She is my student friend.　←彼女は学生で私の友達です
   （彼女は学生で友達だ→幼さを感じる）

2. She is my friend in school days.　←学生の彼女は私の友達です
   （彼女は今学生でもあり友達でもある）

3. She is my friend when I was in school.　←私が学生だった時、彼女は私の友達です
   （現在形と過去形が混合していて不自然）

結論からいうと、１〜３はどれもいまひとつの英訳です。
社会人が自分のことについて述べるとすれば正確な英文は、
She has been one of my friends since I was in school.
とすべきです。

14

この問題のポイントは3つあります。

1) 原文の"学生の時の"は"学生の時からの"と解釈し現在完了形を使う。

2) 原文の"友人"は"友人の一人"と解釈する。

   My friend とすると表現方法が直接的過ぎるため、友達は一人しかいないのか？と思われるかもしれませんのでお薦めできません。

3) 勿論、状況によりますが原文の"学生の時"とは過去の事実と解釈する。

   残念ながら書き手の状況を判断できず、日本語⇔英語翻訳は両言語の本質が大きく異なるため、現在の翻訳ソフトのレベルでは起こり得る誤訳の一例をご紹介しました。

英語の時制の基本概念をまとめるとこの図のようになります。

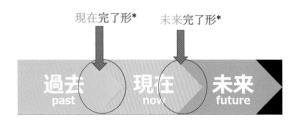

＊ご覧のように完了形だけが時制をまたぐことを許されています。

   時にはこの基本時制に進行形が加わりますが（過去進行形、現在完了進行形等）、進行形は文章に躍動感を与えてくれます（P.16図参照）。またある時には、ある動作に向かって準備中であること（近未来）を表現したりもします。

✍ TVCM で時々流れるフレーズのなかに "I am loving it." という英語表現があります。ではこれはどういう意味なので

しょうか？

学校文法では、"love や like などの状態や気持ちを表す動詞は進行形になりません"と教えますが、実際には例外があることを紹介します。

次の図をご参照下さい。

"loving"と love を進行形にすることによって、当事者の気持ちが Love 状態に向かって動きはじめている（グレーゾーンに入っている）というニュアンスが生まれます。あえて日本語訳をすれば"I am loving it."とは、"それが気になり始めている / 好きになりかけている"というところでしょうか。

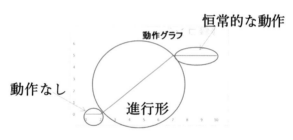

恒常的な動作
動作グラフ
動作なし
進行形

☺ ある過去の時点から更に遡った過去のことを話題として扱う時は大過去という時制が使われます。

例えばここで、朝バス停に向かって走っている自分を想像してみて下さい。

出勤するにはこの時間のバスに乗らなければなりません。ですが、あともう少しでバス停(bus depot)に着くというところで、シューとドアが閉まりバスは冷酷にも出発してしまいました。

こんな時こそ大過去の出番です！

When I arrived at the bus depot, the bus had already left.
　　　　　　　　　　　　　　　　　　　　デイーポ

私がバス停に着いた時、バスは出発してしまった。

16

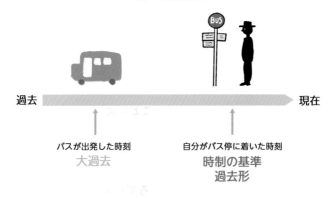

次に動詞の時制を抄録コンテンツ別に整理してみます。

■ Background

表のように、記載事項によって時制を使い分けるのが一般的です。

時制	項目
現在形 a)	事実、現状、執筆者意見、研究目的
過去形 b)	過去の研究（エビデンスは確立されていない）
現在完了 c) 現在完了進行形	過去から現在まで研究継続中（エビデンスは確立されていない、または検証中）

例）　　　　　　　　　　ダイアグノーステイック

A conventional technique includes[a] diagnostic radiography.

　コンヴェンショナル　　インクルーズ　　　　　　レディオグラフィ

従来型（診断）技術には X 線撮影が含まれる。

a: 前後関係がないのでピンとこないと思いますが、従来型（診断）技術には X 線撮影が含まれることはまぎれもない事実ですから現在形を使って表現します。

The purpose of this investigation was[b] to monitor the
インヴェステイゲーション　　モーニター
localization of the target.
ロカライゼーション
この研究の目的はターゲットの位置を監視することであった。

b: 実験の目的を述べた文章ですから、当然エビデンスは確立
　されておらず既成事実ではないため現在形は使用できない
　ので過去形です。
✍反対にエビデンスが確立されている時は現在形を使います。

Four case reports of seed migration to the heart have
been made[c] , one of which was[b] associated
　　　　　　　　　　　　　アソーシエイテイド
　　　　マイオカーデイアル
with* acute myocardial infarction**.
　　アキュート　　　　　インファークション
心臓へのシードマイグレーションが4例報告され、そのうち
の一例が急性心筋梗塞に関係するものであった。
　　*be associated with: 〜に関係する
　　**acute myocardial infarction: 急性心筋梗塞（AMI）

c: 心臓へのシードマイグレーションが4例は過去から今まで
　報告されてきた結果ですから現在完了形を使います（過去
　に4例だったと過去の出来事として認識すれば過去形も使
　えます。最終的には執筆者の認識方法に大きく依存します）。
b: 心筋梗塞と関連があったというのは過去の出来事であるた
　め過去形を使用します。

■ Materials and Methods

実験や調査で使用した資材、方法ですから過去形を使います。

例）We examined 16 patients with prostate cancer
　　　　　エグザミンド　　　　　　　　　プロステイト
　　　between October 2006 and February 2007.
　　　* prostate: 前立腺

✍使用した薬品や装置を Materials and Methods に記述する
　時は正確に行わなければなりません。これは後々誰かが再
　実験をする時に、欠かせない情報だからです。ホームペー
　ジなどを参照し正確に記述して下さい。

■ Results

結果は既に判明していますから基本的に過去形を使います。

例）The patients' ages ranged from 62 to 82 y.
　　　　　　　　　　レインジト
☺言い回し次第では過去形プラス現在形のハイブリッドが使
　えます。こっちが好み！ という方はぜひどうぞ。

例）We found that the patents' ages range from 62 to
　　82y.

時制についてまとめます。

　英語抄録で時制に注意を払わなければいけないのは
background だけです。他は全て過去形です。

　実はとてもシンプルというお話でした。

COLUMN　他動詞と自動詞

　筆者の学生時代の記憶では直接後に目的語をおける動詞が他動詞で、前置詞が必要なのは自動詞と教わりましたが、本当は後ろに目的語を " 従えるか " 否かを決定する権力があるのは動詞と考えるべきです。

　動詞は品詞の中の " 王様 " ですから他の品詞に大きな影響を与えます。特に他動詞として使われるとすぐ後ろの " 僕 " である目的語に時には形を変えるほど、行動を起こさせるほどの影響を与えます。

　対して自動詞の場合は、後ろにくる前置詞が動詞のインパクトを和らげる緩衝材の働きをするのでより間接的、丁寧な意味合いが生まれます。

　これが両者の根本的な違いです。

　例えば学生時代に習う SVOO 文型から SVO 文型への書き換えを例に挙げて説明します。学校文法では両者は同じ意味であると教えています（少なくとも筆者はそう教わりました）。

1. I will read you my paper.
2. I will read my paper for you.

　ですが、1 と 2 で実は聞き手が受けるニュアンスは異なります。

　1 の文は自分の論文があなたに何かしらの心理的影響を与えるニュアンスが含まれます。

　2 の文は他の誰かではなくあなたのために論文を読んであげるという好意が "for" を使うことで生まれます。

☑スライド作成

スライドのセンスは日本人が世界一であることは間違いありません。

本書では見落としがちな4項目を挙げるにとどめます。

1. ハイコントラストとシンプルな配色

スライドは薄明かりのなか大画面表示されるので学会場でのコントラストは低下してしまいます。

かといってあまりカラフルにするのはよくありません。スライドに採用する色の組み合わせは2〜3色くらいにしておくのが無難です。

2. 書体選択（typography）
タイポグラフィ

英語のフォントを必ず使用して下さい。その中でも視認性、判読性を良くするために Sans Serif（サン セリフ）書体を使用することをお薦めします。

Sans Serif とは serif（文字の線の端につけられる線・飾り）がない書体の総称です。特に Calibri, Arial, Helvetica が人気です。

反対に、serif 書体には Century や Times New Roman があり、論文発表では現在でも使用されますが、学会場で大画面表示されると時代を感じさせてしまいます。

✍書体選びは演者のイメージ形成にも影響を与えるという報告があります。

serif 書体はクラシカル、高級な印象、Sans Serif 書体はモダンでポップな印象を観る人に与えるそうです。

ブラケットセリフ

ヘアラインセリフ

スラブセリフ

セリフの種類

3. 適度な文字数

伝えたいことを簡条書きにし、読みやすいスライドを心掛けます。

文字がたくさん並ぶ noisy なスライドは極力避けます。

聞き手が内容を追うのに十分な文字数（行数：6 〜 7、単語：8 語 / 行）程度に抑えます。

4. アンダーラインはリンク先！

✍日本では重要事項にアンダーラインを引く習慣がありますが、海外でアンダーラインを引くとサイトリンク先の意味になります。ご注意下さい。

5. 大文字と小文字の使い分け

スライドを読みやすくするため大文字と小文字は適切に使い分ける必要があります。特に大文字だけで書かれた文章は読み手に攻撃的な印象を与えますのでお控え下さい。

☑プレゼンテーション

どんなに素晴らしいスライド資料ができたとしても口頭での説明が上手にいかなければ、聴衆の記憶に残る魅力的な発表にはなりません。ここではプレゼンテーションのコツや注意点をまとめました。

■序章

プレゼンを始める前に英語で挨拶をしてみましょう。勿論マスト項目ではありませんが、ウォーミングアップ効果が狙えます。ぜひ取り入れてみて下さい。

スタイルはほぼ決まっていて自分を紹介してくれた座長と、発表する機会を与えてくれた学会への謝辞を述べるのが一般的です。

例) Thank you for the kind introduction, Dr. ○○○○ .

イントロダクション

　ご紹介ありがとうございます　○○○○先生。

It's my great honor to speak at this conference.

オーナー　　　　　　　　　　　コンファレンス

　この学会で発表できることは大変光栄です。

I'm very pleased to have the opportunity* to make a

プリーズト　　　　　　　オポロチュニティ

presentation here today.

プレゼンテーション

　本日この場で発表する機会を与えて頂いたことを大変うれしく思います。

　* opportunity: 機会

✍️オープニングで自己紹介をするのは一般的ではありません。演者の紹介は座長が行うのが通例です。

■本題

できるだけ平易で短い文章で話します。

難しい表現を使う必要は全くありませんのでご安心下さい。

難解な表現は聴衆からの誤解を生むだけで百害あって一利なしです。

結論に向かって最短距離（beeline：ミツバチが巣へ戻るとき
ビーライン
に一直線に飛ぶ様子）のイメージを持って発表しましょう。

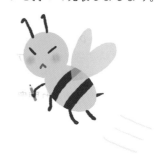

その他の英語発表のコツや注意点を6点まとめました。

1. 能動態を使う

主な理由は2つです。

a) 構造がシンプルであるから

日常会話のほとんどは能動態です。みんながよく使うという事実は構造がシンプルでわかりやすい、伝えやすいということがその前提にあります。

b) 受動態は文が長く構造が複雑になる傾向が強いから

科学論文では、受動態をよく見かけますが話し言葉では使いすぎは禁物です。

2. 熟語よりも単語で表現

熟語(慣用句)を単語に変えるだけで効果的な文字数ダイエッ

24

トができ、聴衆にはより受け入れられやすくなります。

学会場に参集して下さっている聴講者の方々の中には当然英語に不慣れな方も大勢いらっしゃいます。できるだけ平易な単語を使うことを心掛け下さい。

例) △ give rise to ⇒ ○ cause

　　△ on the increase ⇒ ○ increasing
　　　　インクリース

　　△ We performed an analysis of A　⇒ ○ We analyzed A
　　　　パーフォームド　アナリシス　　　　　　　　アナライズド

3. 感情表現を時折入れ聴衆にアピールする

論文ではタブー視されていますが、interesting, surprising
　　　　　　　　　　　　　インタラスティング゙　サプ゚ライジング゙
などの感情表現、強調表現を時々織り交ぜることでポイントを聴衆にアピールすることができます。

例えば、The result was a bit surprising!
　　　　　　　　　　　　サプライジング
などと前置きを入れると聴講者の関心を集めることができます。

4. 抜け感（こなれ感）を出す

英語で学会発表するのは文句なしにかっこいいですよね。更に程良く大人の余裕を感じさせる演出をしてみたい方はぜひお使い下さい。

表や図を参照する時に、

As table 1/figure 3 on the left/right shows, などのフレーズを一つ入れるだけです。たったこれだけであなたを見る聴

衆の目が変わりますよ。

😊 図／表などを説明する時は**現在時制**を使います。

現在時制を使う理由は図／表がその動作を習慣的に行っているからです。

例）Figure 1 nicely illustrates utility of fusion imaging.

フュージョン

イラストレイツ ユティリティ

Table 2 shows CT scan image settings.

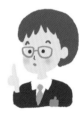

5. 😊 並列構造を最大限利用する

文の要素同士を並列させる（単語を同じ形式で組み立てる）並列構造を使うと、文章が理解されやすくなるだけでなく強調効果も生まれます。

次の例を見て下さい。

"People in one country cannot live without the help of people in other countries."

この文の People in one country と people in other countries が並列構造です。

✍特に比較結果を強調したい時は、接続詞の whereas　ホウェ

ラース（これに反して）、while,（on the one hand）, on the other hand などをお使い下さい。

例) The sensitivity of the scintigraphy examinations was 20 of 20（100%）, whereas that* of the radiography examinations was 7 of 20（35%）.

    * ここでは that は前に出た名詞 the sensitivity を繰り返すのを避けるために使われている代名詞です。

6. 整合性（論理の裏打ち）

欧米人は理屈で物事を考える教育（論理教育）を小さい頃から受けています。

当然、論理的思考が乏しい研究発表は欧米の学会では受け入れ難くなります。

では、どうしたらよいでしょうか？

対策としてロジカルツリーを作ることをお薦めします。

そしてツリーが出来上がったら項目の先頭に接続詞（firstly, secondly や on the one hand と on the other hand）をつけて声に出してみましょう！

話の組み立てが明確になり頭の中がスッキリしますよ。

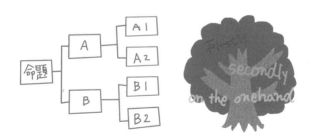

■結び

結論を話すときの典型的な表現を 4 つ挙げます。

In conclusion, ○○○ .

In summary, ○○○ .

Consequently, ○○○ .
コンセクエントリー

I'd like to conclude that ○○○ .
コンクルード

☺上級者にはこんな結び方もあります。

例）Today, I talked about ○○○ .

　　本日は○○○についてお話ししました。

There are three reasons to support this, A, B, and C.
サポート

これには 3 つの根拠があります。A, B, そして C です。

✍根拠や事例を挙げる数は 3 つ、多くても 4 つくらいが妥当
といわれています。

事例が 3 つ以上になると脳が処理しきれなくなるという研
究発表もあります。

■謝辞

気負うことはありません。単に一言で

"Thank you." や

"Thank you for your (kind) attention."
アテンション

ご清聴ありがとうございました。

で閉めます。

☑ Q and A

誰でも質疑応答は恐怖の時間です。実のところ、プレゼンテーションはスライドを暗記し繰り返しリハーサルを行えば何とかなります。

ところが、会場からくる質問は予想することは難しく、全く想定していなかった厳しい質問が飛んでくるかもしれません。質問に対して的外れな回答をしてしまうかもしれないなどの不安から恐怖指数がうなぎ上りになっても無理はありません。

ここは、ぜひポジティブに考え直して下さい。

質問がくるということは会場の関心をひいた非常によい発表だったということなのです。

ぜひ質問者と言葉のキャッチボールをする気持ちでその時間を楽しんで下さい。

質問がきたら、まず質問者に

"Thank you for the interesting question."

"I'm glad that you asked that question."

などと言って、お礼を言います。

こうすることで自分に考える時間ができ、相手にはリスペクトしている気持ちが伝わり好意的な印象が生まれます。

その他、読者の皆様をきっと救ってくれるフレーズを集めてみましたので、ご利用下さい。

1. 質問がよく聞こえないとき

"I'm sorry. I couldn't hear you."

ヒィアー

申し訳ございません。聞こえませんでした。

☺ "I'm sorry. I didn't hear you. Could you repeat it more loudly?"

　　　　　　　　　　　　　　　　　　　　リピート　　ラウドリー

　申し訳ございません。聞こえませんでした。もう少し大き
な声でお願いできますか。

　学生時代に筆者は「もう一度言って下さいは "Pardon?" です」
と教わりましたが、実はこれだけでは不十分であることに気づ
いたのは海外学術発表をしてからのことです。
"Pardon?"（パードン♪）と言っただけでは単純に声が聞こえ
ないのか、意味がわからないのか区別がつかないため、質問者
から同じ質問が同じ口調で繰り返されたのです。
本書を手にされた方は "Pardon?" の一点張りからぜひ卒業しま
しょう。

✎間違っても "I'm sorry. I don't understand." と言ってはいけ
　ません。
　相手の言おうとしていることが意味不明という意味です。
　かなり強烈な言い方ですので相手の心証を損ないかねませ
　ん。

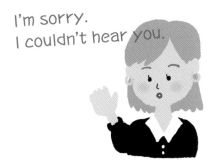

30

2. 質問の意味がわからないとき

"I'm not quite sure of your question. You meant to say …?"

　　　クワイト

ご質問の意味がよくわからないのですが、……ということ
でよろしいでしょうか。

"I did not catch* your question. Did you ask….?"

ご質問の意味がよくわからないのですが、……ということ
でよろしいでしょうか。

*catch 理解する

　　（質問の本音をキャッチする→質問を理解する）

　相手の質問がわからない時は念のため質問者に意図を確認し、
時間と労力の無駄を省きます。確認してみたら実はそれほど難
しい質問ではないかもしれません。困った時はお試し下さい。

3. 質問に答えられそうもない時

"I'm afraid that's beyond the scope of our research.

　アフレイド　　ビヤンド　　スコープ　　リーサーチ

But I'll try to get back to you later."

　　　　　　　　　　　　　レイター

その問題は本研究では検討していません。今後の検討課題
とさせていただきます。

"Can we exchange contacts after this session?"

　エックスチェンジ　コンタクツ　　　セッション

このセッションが終わったら連絡先を交換できますか。

相手の質問が全く予期せぬ、しかも未検討事項であった時は
今後の検討課題とさせていただきます、などとスマートに対
応しましょう。

4. 😊 質問の矛先を変える

不意をつかれた質問や、質問の内容が不十分な時には逆に質問して矛先を変えたり、質問の内容を確認したりする方法もあります。

"That is an interesting topic to discuss here. May I ask what lead you to think in that way?"

とても面白い議題ですね。なぜそうお考えになられたのか少しお話しいただけますか。

"Thank you for your question. Have you ever experienced before?"

質問ありがとうございます。ご経験されたことがおありですか。

"Could you show your experience?"

ご経験についてお話しいただけますか。

5. 😊 質疑を切り上げたい時（後味の良さをもって終わらせたい時）

"Thanks for your comments. But we need to discuss it later."

コメンツ　　　　　　　　　ディスカス　レイター

コメントありがとうございます。後ほどお互いに議論する必要がありそうですね。

"Thanks for your interesting question. I'd love to talk more

インタラスティング

about it after the session."

セッション

興味深い質問をありがとうございます。このセッションのあとお話しさせて下さい。

こんな表現を知っていれば逆境（？）から抜けられます。

6. 😊 自分の回答が相手の要求に応えているか確認する時

"Does this answer your question?"
　ご質問の回答になっているでしょうか。

"I hope that's what you were looking for."
　ご質問の回答になっていれば幸いです。

大人の余裕さえ感じさせる表現です。お試し下さい。

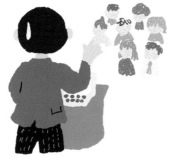

But we need to discuss it later...

英語論文発表

では英語論文発表に進みます。

まず論文を英語で書く意義を考えてみます。

日本語論文発表と比べて英語論文発表をすることのメリットは大きく2つあります。

1. 英語の理解人口は他の言語に比べて各段に多い

英語を実用レベルで使用する人口はおよそ15億人であるといわれており、日本語のものと比べるとその数は十倍以上です（日本語を使用する人口は1億人程いますが、そのほとんどが日本に住んでいるため情報拡散の意味ではネガティヴ要因です）。グローバル化が進むことによりこの差は今後更に拡大していくことが予想されます。

2. 検索言語として利便性が高い

インターネットを例に考えてみます。

ご存知の通り、インターネットはアメリカで発明、発達したため掲載されているネット情報の約1/4は英語で書かれているといわれています。対して日本語で書かれた情報はわずか数パーセントにすぎません。

当然、世界の研究者、知識人は検索言語に**英語**を使用します。これは日本語による研究発表は英語で書かれた情報の中に埋もれてしまい注目を集められない可能性があることを示唆します。学術雑誌の重要評価指標であるインパクトファクター（その雑誌の影響度、引用された頻度を測る指標）を与えられている雑誌数は英文誌が圧倒的に多いのはこの事実の裏付けでもあります。

一口に論文と言っても発表形式によって大きく 4 つに分類されます。

Original article（原著論文）、Brief/short Communication（短報）、Letter（レター）、Review article（総説論文 / レビュー論文）があります。

勿論、すべての研究成果を原著論文で書き上げるのが理想ですが、研究職に就いていない方々にとっては負担が大きすぎるのではないでしょうか。

臨床に携わる診療放射線技師の方々は、診療業務、管理業務に日々追われています。研究施設に勤務されている方を除けば、「学術研究をするのは業務時間外です」という方がほとんどだと思います。更に放射線技師の業務量は年々増加傾向にあります。

こんな環境でも、ストイックに研究に励むことは確かに素晴らしいことですが現実的ではないと私は感じます。

どんな言語でもそうですが、英語も非常に複雑で繊細にできています。英文学科専攻でない我々が、論文をすらすら読み、書く程の英語力をつけるのは相当な努力と時間が必要です。

そこで、本書は実践的な戦略をとります。

「日本語を理解しない英文校正者から誤解されない英文を書く」にはどうしたらよいかにフォーカスを当てます。翻訳ソフトも依存し過ぎない程度にどんどん活用したらよいと思います。

まずはターゲットジャーナルの Information for authors を熟読することから始めて下さい。残念ながらジャーナルは各々独自のお作法をもっていますのでこの作業はどうしても必要になります。

余裕がある方は ICMJE のホームページ http://www.icmje.org などもご覧下さい。

✍いきなり原著論文は「敷居が高い！」「英語にするのに時間がかかっている間に他の人から同じような論文が出されたら悲劇すぎる！」という声も聞かれます。

そこで裏技のご紹介です。

まず、Brief Communication や Letters 発表をしてしまうのです。原稿のボリュームが大幅に減る分だけ、英文と"格闘する"時間と労力を大幅に省略できます。

インパクトは原著に比べて小さいかもしれませんが、"自分達はこんな研究をしています！"と世に知らしめるためには十分な影響力を持っています。

その後、必要に応じて内容を充実させて原著論文で発表すればよいのです。

ちなみにですが、Review article は依頼を頂いてから執筆するのが通例になっています。

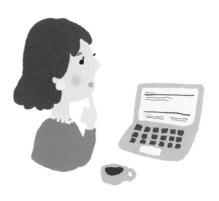

　本書では最もポピュラーですが手がかかる Original article（原著論文）についてお話しします。

　原著論文はセクションごとに分かれていますが、総じて同じトーンで、"品格のある"言葉で淡々と書くことがポイントです。

☑**タイトル**
☑**抄録作成**

　両者とも前章の●英語学会発表

　☑抄録作成

　の箇所をご参照下さい。（P.6 ～）

　ただし、論文発表の場合は本文を全て書き上げて内容を整理してから取り掛かることをお薦めします。

　またダブルスペース（行間を2行にすること）形式にすることもお忘れなく。

☑テキスト（本文）
■ Introduction　緒言、はじめに

　本文の最初にあるからといって Introduction から取り掛かる必要は全くありません。

　Introduction の役目は読者に論文を読み進めるよういざなうことが目的です。研究をするに至った背景を専門外の人たち、外国人にも納得していただけるよう仕上げる必要があります。バックグラウンドの全く違う人が読んだらどうかを考え抜いて書く必要があるのです。

　コツとして他の本文構成要素（方法、結果、結論）を一通り書きあげて内容がしっかり確定してから Introduction に取りかかることをお薦めします。

　その他の大事なポイントをご紹介します。

　1. 時制

　　前章の●英語学会発表

　　☑時制

　■ Background　の項目を参照下さい（P.17）。

2. 段落分け

日、英論文で大きな違いがあるわけではありません。一段落に一アイディアが鉄則です。Indent（インデント）（タブキーを一回押して段落の初めを一文字下げること）を使うと見栄えが良くなります。

3. 接続詞

日本人は接続詞を使いすぎる傾向にあるようです。文頭に and や but をつけるのはぜひやめましょう。それは英語論文は論理がしっかりしているため接続詞がなくても内容が理解できるから、またピリオド自体が既に and や but の役割を担っているからです。特に強調したい所だけに接続詞を使うと意識を変えてみて下さい。

以下に接続詞の微妙なニュアンスの違いを解説しました。

a）理由を表す接続詞

因果関係が強い順に

because>since>for となります。

学校で習う as は意味が多岐にわたり（〜する時、〜するにつれて、〜だけれども、〜なので等）読者が混乱するかもしれませんので使用しないほうが無難です。

また因果関係が最も弱い for は補足説明程度とお考え下さい。

b）when の使い方

大きく3つの用法があります。

1）〜する時

2）〜なので（=since）

I want to go there only when I am welcomed.
歓迎されるのなら行きたいな。

3) 〜にも関わらず（=although）

He claimed to be 16, when he was actually 13.

　　　クレイムド　　　　　　　　　　アクチュアリー

　実際は 13 歳だったが、16 歳だと彼は言い張った。

実は 2) と 3) は 1) から派生したものですが、non-native（ノ
ンネイティブ）である我々には馴染みが薄い用法なので注意
が必要です。

■ Materials and Methods　方法、使用機器

　研究者が対象の実験を行ったことの証拠であり、貴重な情報
源となりますので詳細に記述する必要があります。具体的には
別の研究者が再実験するのに困らないレベルまで詳しく記載し
なければなりませんでした。

　査読者や編集者は Materials and Methods を読んで研究方法、
解析方法の妥当性、バイアスの有無、再現性の有無をチェック
します。

　そして当前のことですが、このセクションで扱うのは実験方法
と機材に関するものだけですのでご注意下さい。時々、Results
や Discussion に含むべき内容が Materials and Methods に記
載された原稿も時々見受けられますのでご注意下さい。

その他のポイントをご紹介します。

1) 装置 / 機器名を記述する場合は商品名、企業名を正確に記
　述しなければなりません。

　インターネットのホームページなどで確認下さい。

2) 動物や人を対象にした研究でしたら倫理委員会の許可の有
　無、許可番号、同意書（IC）の取得について記述する必要
　があります。

以下はサンプルセンテンスですのでどうぞご利用下さい。

"The study protocol has been approved by the internal
プロトコール　　　アプルーヴド　　インターナル
review board and informed consent was obtained from
リヴュー　ボード　　インフォームドコンセント　　オブティンド
all the patients for the use of their medical records in this
ユース　　　メディカル レコーズ
medical research."
リーサーチ

訳）この研究プロトコールは施設内の倫理審査委員会で承認
　　を得ており、研究に参加された患者様全員から診療記録
　　を本研究で使用することに対して同意を得ている。

3) 時制

前章の●英語学会発表

☑時制

■ Materials and Methods

の項目を参照下さい。(P.19)

基本的に過去形です。

4) 主語

受動態は使いすぎないようにとお話ししていますが、では能
動態の主語は何にすべきでしょうか？

研究、実験をする主体を表す場合は "we" です。

そしてこの we とは研究に携わった方全員を指します。

The authors という表現もないわけではありませんが、あま
り一般的ではありません。

Acknowledgement 謝辞以外では使わない方が無難です (P.45)。

検定の結果や分析方法を明記します。

なお本文中に検定方法を記述する書き方を具体的に示します。

1）t 検定

A probability value of P < 0.05 using the Student t-test, assuming unequal variances, was considered statistically significant.

2）マクネマー検定

The efficiency was statistically examined using an exact McNemar.

3）フィッシャーの正確確率検定

Fisher's exact test was performed. Probability values of P < 0.05 were considered significant.

4）ROC 解析

We performed a receiver operating characteristic（ROC）analysis for ～.

5）線形回帰

A linear regression analysis was performed for the correlation study.

6）X^2 検定

The chi-squared test was used to assess the correlation

カイ

between A and B.

✍単独で研究をされる方もいらっしゃると思いますが、欧米ではタブー視されることが多く author が一人ないし二人ですと査読に回る前に物言いが入ることが多いのが実情です。雑学をもうひとつご紹介します。

有意水準の 0.05 という数値はイギリスの統計学者であるロナルド・フィッシャー先生から始まった習慣です。確固たる理論で決めたわけでもなく convenient であるから決めたとの記述を残しています。

■ Results 結果

事実やデータのみを記述し、執筆者の意見は書かないようにします。

Results と Discussion のセクションを分けるよう要求するジャーナルもあれば、Results と Discussion を一つのセクションとして作成するよう規定するものもあるため、ターゲットジャーナルの "Guide for Authors" で確認する必要があります。

時制は基本的に過去形を使います。

詳細は前章の●英語学会発表

☑時制

■ Results　の項目を参照下さい。(P.19)

また英語とは直接関係ありませんが、図や表の作成に精力を注ぎます。査読者は本文を読む前に図や表を先に見てある程度の良し悪しをつけることが多いからです。特に画像関係の研究では画像選択に神経を使いましょう。

図表はただ載せるだけでなく結果の値、パラメータ、図表の数字に関して説明する必要があります。さらにその図表の重要ポイントについても記述し Discussion へ橋渡しをします。

✍アクセプトをサポートする図表の要件

1) 記述した内容と表や図の内容がダブってはいけません。
2) 表や図はわかりやすいものにして視覚に訴えるものに仕上げます。
3) 表や図のタイトルはわかりやすいものにします。
   Figure legends は（フィギュア　レジェンズ）本文を読まなくとも内容が理解できる完成度が必要です。難易度高しです！
4) 図と表にはそれぞれの通し番号をつけます。
5) 図のタイトルは図の下に、表のタイトルは表の上に書くの

が通常のご作法ですが、Information for authors で確認する必要があります。

■ Discussion　考察
ディスカッション

Discussion はその研究がどれほど価値のあるものかを説明するセクションです。研究の真価が問われますので全精力を注ぎます。

Discussion に記述すべき内容は大きく4点です。

1) Results の解釈と考察

過去に類似研究発表があれば、それとの比較をします。もし結果が異なるのであればその理由について考察を加えましょう。

2) Results が重要な根拠

重要な研究結果が出た場合はその根拠と理由を記述します。潜在的な発展性や応用理論についても議論できると評価は更に上がります。

3) Study limitation（もしあれば）

Study limitation を記述するのをためらう研究者もいらっしゃいますが、特に査読に際し、ネガティブインパクトは生まれませんのでご安心下さい。むしろご自身の研究を客観的に評価しているとの好印象が得られます。

4) 今後の研究課題、追加実験の提案（研究が予備試験的である場合）

今回の研究は小規模であり、補足追加研究が必要であると認めざるを得ないときは、以下のような一文を記述します。

"This study was preliminary, and further large-scale
プレリミナリー

studies involving larger numbers of subjects are needed."

インヴォールヴィング

　訳）この研究は予備的試験であったため、大規模な追加実験が必要です。

　日本語論文の考察と異なるところは、Discussion が、読者と議論を進めていくような対話形式で書く「**弁明**」であるということです。日本語論文で扱われる「**考察**」とは異なることはぜひ知っておいて下さい。Discussion で議論する項目は重要度の高い順に扱い Conclusion につなげるとよいでしょう。

　時制は目的によって使いわける必要があります。
・見識などをまとめるときは**過去形**
・結果の解釈や結論を記述するときは**現在形**
・今後の課題や**追加研究**を言及するときは**未来形**
　とするのが基本になります。

■ Conclusion　結果

　結果がもたらす重要事項を記述します。ただし論文中に述べられていないことを記載することはできません。

　以下注意点をまとめました。
1) 短い文章で納まるようにします。核心は One sentence で仕上げる気持ちでいきましょう。
2) ジャーナルによっては Discussion に Conclusion を含めるなどの指示や、"In conclusion," から始めるなどの指示もありますのでご注意下さい。
3) 対照項目がある場合、読者への印象を強める目的で比較級を使うのは効果的です。
4) 時制は現在形や現在完了形が使われる傾向にあります。な

ぜなら論文を執筆している現行の時制を扱っているからです。

5) 定型文
   a) In summary, 〜   要約すると〜である
   b) In conclusion, 〜   結論は〜である
   c) We conclude that 〜   我々は〜と結論する
   d) Our data suggest that 〜 我々の研究データは〜を示唆する
   e) These findings help to explain that 〜
                        これらの発見によって〜は説明できる

■ Acknowledgements　謝辞
アクノーレッジメンツ

　共著には至らずとも研究協力をして下さった方への謝辞はここに含めます。もちろん謝辞に分野の著名人が含まれていれば、この研究が専門的な見地から施行されていることの証になり印象が良くなります。

　奨学金や研究費の助成を受けた場合は謝辞記載が義務付けられていますので忘れずに記述して下さい。この記載がないと奨学金や研究費の実績が残らず成果報告書に書くことができなくなりますのでご注意下さい。

　以下はサンプルセンテンスですのでどうぞご活用下さい。

・指導、助言への感謝
   The authors sincerely acknowledge the 〜
      オーサーズ　シンサーリー　　アクノーレッジ
   The authors would like to thank 〜
・財政面
   Part of this work was carried out within the financial
   support from 〜   ファイナンシャル

45

The authors gratefully acknowledge the financial support of ~
This work was supported by ~

英語論文発表

46

その他のルールとマナー

1. 否定の短縮形

　don't や won't などの短縮形は口語を連想させ、読み手から直接指示を受けているかのような印象を与えるため控えましょう。

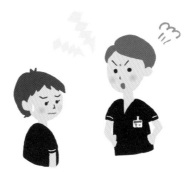

2.Noun trains（名詞電車）

　単語の並列や複合語を多く使うこともあると思いますが、その数はせいぜい3語くらいまでにしておくのが無難です。

　やたらと長い単語は noun trains（名詞電車）などと呼ばれ敬遠されています。

　✍以下のように非常に長い単語が存在するのも事実ですが、ほぼ例外です。あくまでも参考として記載します。

例）hysterosalpingiooophorectomy（子宮卵管卵巣摘除術）
　　ヒステロサルピンジオオーフォレクトミー
　　✍ hystero（子宮）+salpingo（卵管）+oophor（卵巣）
　　　+ectomy（切除）

Laparohysterosalpingooophorectomy（腹式子宮卵管卵
巣摘除術）

　ラパロヒステロサルピンジオオーフォレクトミー

✑ laparo（腹壁の）＋ hystero（子宮）＋ salpingo（卵管）
　＋ oophor（卵巣）＋ ectomy（切除）

3. 文（書）のスタイル

　文（書）のスタイルは統一します。執筆者がパートごとに異
なる時は通常、第一著者が論文全体の責任を持ち監修するのが
通例です。

✑英文校正を複数回予定している場合は同一の校正者に依頼
　すれば文（書）スタイルが変わることはありません。不満
　がなければ、基本同じ方を指名するのをお薦めします。

4. 文字数制限

文字数を減らす工夫は次のようなものがあります。

a）受動態より能動態を使う
　科学論文では受動態は珍しくはありませんが、能動態を使
　うことを考えてみます。
b）There is/are 構文は使わない
　中学で習うこの構文は文学的表現ですので、学術文章では
　あまり用いられません。
c）熟語を減らす
　学会発表の項目（P.24）を参照下さい。
　例）a number of　⇒　many
　　　have the ability to　⇒　can
　　　　　アビリティ

5. 代名詞の使用は控えめに

学生時代に教わったことと相反するので抵抗を感じるかもしれませんが、

「一度文中で使用した単語は二度目から代名詞を使う！」の大原則は科学論文には当てはまらないことも多いのです。

理由は単純明快で読者にとって"わかりやすくする"ためです。

6. 誇張、感情表現を避ける

前述の学会発表とは異なり、interesting, surprising, superior, best, unique, novel などの表現は控えます。(P.25)
スペリアー
ユニーク　ナーヴァル

研究の価値判断は読者に委ねます。

7. 引用文献について

科学論文に引用は必須です。多くの引用文献があるからといって"オリジナリティに乏しい"という判断はされません。むしろその逆で、独り善がりの研究ではなく、過去の研究と共通項目も多く、権威に裏打ちされているとみなされます。

論文ごとに引用回数は記録され公表もされています。その論文を掲載している科学雑誌はインパクトファクターの値があがることになり文字通り win-win の関係が成立します。

　✍ただし引用文献件数の上限は各学術誌で決められていますので確認下さい。

　（原著論文は最大 50、Brief Communications や Letters の場合は 15 くらいが多いようです）

　文献は引用した順にナンバーリングをしていきます（昇順）。

ただややこしいのは引用文献の記述法です。

AMA（American Medical Association）style と
アソシエーション

APA（American Physiological Association）style など複数
あります。　　　　　　フィジオロジカル アソシエーション

この部分は、追加料金を払わない限り英文校正では手直しし
てくれませんので自力で行う必要があります。

具体的にみていきます。本文で引用した部分に上付き文字で
番号をつけていきます。

The see is deep.[1]

そして1)の文献情報を References のセクションに記載します。
　　　　　　　　レフェレンシズ

AMA style で記述する場合でしたら

1. Whitney S, Izabella PR, Martin TT, et al*. Diffusion
　　　　　　　　　　　　　　エト オール
　and perfusion correlations. *J Nucl Med*. 2013; 85:
　500.
　*et al: およびその他

となります。

文献引用の裏技をご紹介します。

フォーマットが **Pub Med.gov** を使うと即座にできます。

https://pubmed.ncbi.nlm.nih.gov/

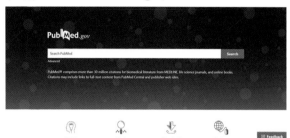

次にその方法です。

引用したい論文を見つけたら、

1. "Cite" をクリックする。
2. Format タグの中から希望のスタイルを選択する。
3. Copy をクリックし原稿へ paste する。

たったこの 3 操作だけです。

便利な機能ですからぜひ覚えておいて下さい。

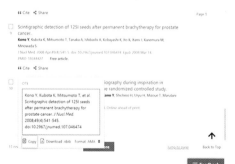

🖉参考サイトに　http://www.icmje.org/

文献管理ソフトの End Note（Thomson Scientific）、
RefWorks をご紹介しておきます。

☑単語ニュアンスの違いを知る

　電子辞書、ネットである言葉を調べるとたくさんの訳語が出てきます。どの訳語を使ったらよいのか迷った経験がある方は多いのではないでしょうか。本書では学術書でよく使われますが、間違いやすい単語を検証していきたいと思います。

■関連、関係

　電子辞書やネットで"相関関係"の英訳を調べてみると、relationship, relation, relevance などが出てきますが、どれ
リレーションシップ　　リレーション　　レレヴェンス
を使ったらよいか迷われる方も多いと思います。

　もし学会、論文発表等でお使いでしたら実はあまり迷うことはありませんのでご安心下さい。

　"統計学的に有意な"という意味で使用するのでしたら relationship と覚えて下さい。

　3者を関連性の強い順に並べかえるとこのようになります。

　　relevance ＞ relationship ＞ relation

　　relevance：非常に強い相関レベル（自明）

　　relationship：数学的に相関を検証するレベル

　　relation：もしかしたら関係があるかもしれないけど検証する意味がないレベル

■確率

　確率を表す副詞は複数存在し使いこなすのが大変ですので、わかりやすくするために表に整理してみました。

　ぜひ参考にして下さい。

確率/可能性の副詞

ほぼ100%		高(80%)		中(50%)		低(20%)
Certainly	presumably	probably	likely	maybe	perhaps	possibly

■投与量

Dose と dosage、両者には実は明確な違いがあります。

ドース　ドーサッジ

dose	投与量
dosage	dose + 投与期間、頻度

ですから放射線治療領域で投与線量 2 Gy/ 日と表現する時は
"dosage of 2 Gy per day" となり dose は使えません。

■ Compare with vs. compare to

コンペアー

学生時代に習ったのは compare with は「比較する」
compare to は「たとえる」でした。

しかし実際はほぼ同じ意味で使われ、あまり気にする必要は
ありません。

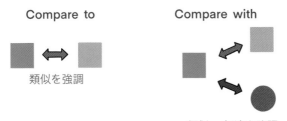

Compare to
類似を強調

Compare with
類似 or 相違を強調

☺ 派生語の comparable には匹敵するの他、似ているの意味
もあります。

■ Affect vs. effect

アフェクト　イフェクト

綴りも発音も似ています。ですが実はシンプルな見分け方があります。

Affect は動詞

Effect は名詞

で使われるのがほとんどだからです。

例）Differences in health status may affect the people
living there.　　　　　ステイタス

The result has a direct effect on our product.

ディレクト

■ Case vs. Patient

発生、出来事として捉えた場合は case で個人として捉えれば patient を使います。

さらに case は of と、patient は with と一緒に使われます。

例）A case of diabetes is presented.

ダイアビーテイズ　プリゼンテイド

糖尿病を発生した出来事として捉えています。

A patient with diabetes visited our hospital.

訪問するのは出来事ではなく一人の人間です

■ Duration vs. Timing

ドュレーション　タイミング

Duration は特定の期間やインターバル間隔を指します。

Timing は時機、時間調整、時限、そして日本語のタイミングの意味です。

例）PET/CT で PET 撮影時間 20 分は Acquisition duration
of 20 min.　　　　　　　アクイジション

注射後 1 時間後に撮影開始は Acquisition timing: 1h after

injection となります。
インジェクション

■理由を表す接続詞は because を！

誤解を避けるために多義語は避ける傾向であることが根本にあります。Since や as は多義語ですからあまり推奨されません。

■ ☺compliment（賛辞）vs. complement（補足物、補語、✎節足動物の意味もあります）

コンプリメント　　　　　　　コンプリメント

単語の真ん中にある i と e が変わるだけで全く意味が異なるので注意が必要です。

語源から解説します。
・compliment は complere（褒めて相手の心を満たす）から派生したもの　コンプレアー
・complement は complete（完成する）から派生したもの
　　　　　　　　　　コンプリート
📝発音は全く一緒です。
Native も時々間違えますから日本人が間違えても大目にみてくれるかも（笑）しれません。

■ Sign（兆候）vs. Symptom（症状）

サイン　　　　　　　　シンプトム

Sign（兆候）　**医師が**見つけるもの vs. Symptom（症状）
患者が報告するもの

■ Ratio（比率）vs. Rate（割合）

レイシオ　　　　　　　レイト

55

Ratio は比率ですから比較対象を入れる必要があります。
The ratio of A to B の形で使うことが多いです。

例）The ratio of boys to girls in this class.

rate は単に割合の意味ですから比較対象を入れる必要はありません。

例）an attendance rate 出席率

■ Risk factor vs Prognostic factor

リスク ファクター　プログノステイック　ファクター

Risk factor（危険因子）疾患発症前 vs Prognostic factor（予後因子）疾患発症後

時間軸

Risk Factor ➡ 疾患発症 ➡ Prognostic factor

■ コロケーション

　この言葉を聞いたことがない方もいるかもしれませんが、英語には語句同士の自然な組み合わせがきまっています。このルールから外れると native には不自然に聞こえるのです。

　「文法的には正しいけれども、こういう言い方を native はしません」「native にはこう聞こえます」のような状況はコロケーションの理解不足が主な原因です。

　ここでは放射線技術領域で取り扱う代表的な専門用語をリスト化しておきました。お役立て下さい。

☑ artifacts	アーチファクトが発生する	ganerate	ジェネレイト
		exhibit	エグジヴィット
		provide	プロヴァイド
		cause	コーズ
		result	リゾート
		occur	オカー
	アーチファクトを避ける / 除去する / 減らす / 最小化する	avoid	アヴォイド
		eliminate	エリミネイト
		decrease	ディクリーズ
		remove	リムーヴ
		minimize	ミニマイズ
	アーチファクトが観察される	view	ヴュー
		display	ディスプレー

※この場合 produce（発生する）という動詞は使われません。

☑ diagnosis	診断する	establish	エスターブリッシュ
		reach	リーチ
		give	
		confirm	コンファーム
		make	

※ do（〜する）も使えなくはありませんが子供っぽい印象を与えます。

☑ density	濃度を計算する	calculate	カリキュレイト
	濃度を計測する	measure	メジャー
	濃度が変化する	vary	ヴァーリー
		change	
	濃度が上昇する	increase	インクリーズ
		rise	
	濃度が低下する	decrease	
		fall	

☑ contrast	高（コントラスト）	high
	低（コントラスト）	low

※（good ↔ bad）は学術的ではありませんし、幼い印象を与えます。

☑ resolution	高（分解能）	high
	低（分解能）	low

※（good ↔ bad）は学術的ではありませんし、幼い印象を与えます。

☑数式

■足し算　addition
　　　　　アディション
>add 動詞
　アード
例）3+7=10　three plus seven equals/is ten

■引き算　subtraction
　　　　　サブトラクション
>subtract 動詞
　サブトラクト
例）3-5.5=-2.5　three minus five point five
　　equals/is negative/minus two point five
　　イークルズ　ネガテイヴ　マイナス

■掛け算　multiplication
　　　　　マルテイプリケーション
>multiply 動詞
　マルテイプライ
例）4 × 2=8　four times two equals/is eight
　　four multiplied by two equals/is eight

■割り算　division
　　　　　デイヴィジョン
>divide 動詞
　デイヴァイド
例）11 ÷ 2=5 r* 1
　　eleven divided by two equals/is five with a reminder
　　of one　　　　　　　　　　　　　　リマインダー

*r は reminder（余り）の略語です。

■微分　differentiation
　　　　デイファレンシエーション
　>differentiate 動詞
　　　デイファレンシエイト

■積分　integral
　　　　インテグラル
　>integrate 動詞
　　　インテグレイト

■塁乗　power

二乗	X^2	X squared
		スクエアード
三乗	X^3	X cubed
		キューブド
N 乗	X^n	X to the nth
		トゥ　ザ　エヌス

■数学記号

記号	読み方
$\bigcirc > \triangle$	$\bigcirc$ is greter than $\triangle$
$\bigcirc < \triangle$	$\bigcirc$ is less than $\triangle$
$\bigcirc \geqq \triangle$	$\bigcirc$ is greter than or equal to $\triangle$
$\bigcirc \leqq \triangle$	$\bigcirc$ is less than or equal to $\triangle$
$\bigcirc \fallingdotseq \triangle$	$\bigcirc$ is approximately* equal to $\triangle$
$\bigcirc \approx \triangle$	$\bigcirc$ is approximately $\triangle$
$\bigcirc \neq \triangle$	$\bigcirc$ is not equal to $\triangle$

*approximately おおよそ
　アプロクシマトリー

☑単位

先進国の中でも特にアメリカ合衆国ではインチや華氏などのローカル単位がよく使われています。長期滞在が予定される方には必要な知識です。

	国際単位	変換式	現地単位
温度	Celsius セルシウス ℃	[°F] = [℃] × 9/5 + 32	Fahrenheit ファーレンハイト °F
長さ	centimeter センティミーター cm	[in] = [cm] × 2.54	inchi インチ in
長さ	kilometer キロミーター km	[ml] = 1.609344 km	mile マイル ml
重さ	gram グラム g	[lb] = [g] × 453.59237	pound パウンド b
重さ	gram グラム g	[oz] = [g] × 28.3495231	ounce アウンス oz

☑ A Sample of Cover-Letter (New manuscripts)

日本語訳は送り状（送付状）です。

甘く見るのは禁物です。この後査読に回してもらえるか否かはこのカバーレターが握っています。

✍カバーレターで論文の良し悪しがある程度判断されてしまいますからご注意下さい。

サンプルを載せておきますのでご利用下さい。

Journal editor's full name
Job title
Journal Name

Date Month Year

Dear Dr. Last Name:

I would like to submit the manuscript entitled " ○○○○ "by author names to be considered for publication as xxxxxxxxx in ○○○○ .

○○○○○○○○○ .
○○○○○○○○○ .
We believe these findings will be of interest to the readers of your journal.

We declare that this manuscript is original, has not been published before and is not being considered for publication elsewhere.

No conflicts of interest are declared with this publication. As Corresponding Author, I confirm that the manuscript has been read and approved for submission by all the co-authors.

We hope you find our manuscript suitable for publication and look forward to hearing from you.

Sincerely,

Corresponding author's name, academic qualifications
Department name, Institution name
Postal address
○○○○○○○○○
Tel./Fax: ○○○○ / ○○○○
Email: ○○○○

形式を入れます
ex) an original article

論文タイトルを入れます

執筆者全員をフルネームで書きます

雑誌名を*斜字体*で

要旨を簡単に数行にまとめます

アピールポイント！

二重投稿はマナー違反です

COI, 共著者の承認に関する記述は必須です

電話、Fax も必要です

☑ A Sample of Response-Letter (Revised manuscripts)

　論文の査読報告が届きました。査読者のコメントに対する回答と修正が求められています。この課題に取り組むポイントは2つです。

　　1. 査読者のコメントには誠意をもって全て回答する。

　　2. 修正依頼は可能な限り全て対応する。

　修正論文と回答文を提出する際に使用する。サンプルカバーレターを載せますのでご活用下さい。

Journal editor's full name
Job title
Journal Name

割り振られたIDを
記載してください

Date Month Yea

Dear Dr. Last Name,

Subject: Submission of revised paper of manuscript ID number: ○○○○○

Thank you for your email of Date Month Year providing the reviewers
comments. We have carefully reviewed the comments and have revised
the manuscript accordingly. Our responses are given in a point-by-point
manner below. Changes to the revised manuscript are indicated <u>in red, in
bold, or by underline</u>.

修正方法に合わせて
選択します

We hope the revised version is now satisfactory for publication and loo
forward to hearing from you.

Sincerely,
Corresponding author's academic qualifications and name
Department name, Institution name
Postal address
Tel./Fax: ○○○○○○ / ○○○○○○
Email: ○○○○○○

Response to Reviewer 1:

Thank you for your comments. We have provided answers to each of your points below. Changes to the manuscript are shown <u>in red, in bold, or by underline</u>.

1. Reviewer's comment ← 要点のみ抜粋します

修正方法に合わせて選択してください

Response: ○○○○○○ ○○○○ (p. ○ , line ○○) .

2. Reviewer's comment ← 要点のみ抜粋します

Response: ○○○○○○ ○○○○ (p. ○ , line ○○) .

Reviewer 2（必要があれば **Reviewer 3, Editor in Chief**）にも回答を作成します。

その他のルールとマナー

COLUMN　Sign-off　署名

Email のほとんどは "Dear," で始まり、"Sincerely, " "Best regards," "Thanks," などで終わります。

この原稿を書いている 2020 年、人類は COVID19 のパンデミックに脅かされています。

そのためだと思われます。前述の " スタンプ代わりの sign-off" ではなく "Take care," "Stay safe," "Be well," "Stay at home (to save the world) ," など気遣いのフレーズを大変多く見かけるようになりました。中でも、医療従事者に向けて使われることが多い "Go out(to save the world) ," を見た時には感激しました。

勿論、Cover letter や Response letter で使う必要はありませんが、参考までにご紹介しました。

☑ Peer-review 査読ポイント

論文を受理するかしないかの最終決定権は editor-in-chief が握っていますが、判断する際に reviewer のコメントを参考にしていることは確かです。論文を書く上で reviewer の視点に立って考えることは大いに参考になると思います。代表的なものを掲載しておきます。

1. **内容がジャーナルのスコープに一致している**

   どんなに素晴らしい論文でもジャーナルのスコープから外れていれば雑誌購読者が興味を示さないとの理由で reject されてしまいます。(学会誌といえど読者からいただく学会費で成り立っていますから)

2. **研究内容が発表するに値する**

   これは当然ですね。インパクトが必要です。

3. **Abstract や Introduction が適切に記述されている**

   意外かもしれませんが実はしっかり読まれています。特に忙しい方は Abstract と Introduction しか読みません！

4. **実験 / 解析方法は妥当性が高くバイアスがない**

5. **結果が論理的に導かれている**

   一にロジック、二にロジックです！

6. **図（画像）、figure legend、表が適切である**

   A. 図（画像）

   　ジャーナルごとにポリシーは異なりますが、学術ジャーナルの共通項目は主に次の3点です。

a）画像のコントラストや明るさの調整がされていないこと

b）画像のトリミングがされていないこと

c）画像ソフト使用の有無を確認→ソフトを使用した場合は明記するのがルールです。

B. figure legend

本文を参照しなくても図（画像）の内容が理解できるまで説明しなくてはいけません。読者の多くは忙しく図、表、figure legend を見て本文を読もうか否かの判断をします。

C. 表

チェック項目は4点です。

a）タイトルや説明文が適切

b）表の列と行のスペースが適切であり見やすい。

　　✍いわゆる升目表は使われないので十分なスペースが必要なのです。

c）適切な単位が記載されている。

d）文字のフォントとサイズが適切である。

TABLE I

The number of ○○○○ procedures in Tokyo

	2017	2018	2019	2020 (Jan to Dec)
○○○○ **procedure**				
△△△	70	30	57	27
◇◇◇	20	0	30	10
■■■	0	10	20	13
Total	90	40	107	50

7. 論理的一貫性がある

5. と相通じています。

8. 自然な英語で書かれている（文法、綴り、コロケーション含む）

コロケーションは non-native にはつらいところですが、しっかりチェックされます。native の英文校正済にも関わらず、英語が natural ではないとの理由で native に校正をしてもらって下さいと査読者からコメントされることもあります。筆者は何度も経験していますから本当です（笑）。

✍更に興味がある方は

Guidelines For Reviewers/The Journal of Postgraduate Medicine（JPGM）

http://www.jpgmonline.com/refereeResource.asp

をご覧下さい。査読のポイントが簡潔にまとめられています。

☑査読者がよく使う表現

論文を投稿してから 2~3 週間もすると査読結果が届きます。結果には 4 種類あります。

・accept（修正なしで受理） ただしかなりまれです。

・minor revision（若干の修正要）

・major revision（大幅な修正要）

・reject（不採用）

major revision であっても悲観することはありません。査読者のコメントに丁寧に回答します。reject された論文を修正して再度提出するのも悪くはありませんが、同じ査読者に回る可能性が高いです。潔く別のジャーナルに投稿することもお考え下さい。

結果報告に査読者がよく使う表現をいくつかご紹介します。

1. I finished reviewing your paper and I will recommend it to be published.

   論文を査読した結果、出版を推薦します。

2. There were some points for revisions/to be revised

   数か所を修正することを検討下さい。

3. Your manuscript needs a couple of points (to be) corrected.

   下記の数か所を修正することを検討下さい。

4. I am very glad the authors wrote this paper.

   このような論文を執筆いただきありがとうございます。

5. The discussion of data citation was good.

   Discussion におけるデータの引用はよくできています。

6. What is the take-home / takeaway* message from this paper?

   この論文で大事なことは何ですか？

   * take-home / takeaway message　重要なメッセージ

7. The article is well written and treats an actual problem.

   この論文はよく書かれていて真に大事な問題を取り扱っています。

8. This paper is comprehensive and detailed but there are some minor points to be clarified.

   この論文はわかりやすいだけでなく詳しく書かれていますが、少し修正すべきポイントがあります。

☑明瞭な発音をするための工夫

■口角をあげてみましょう！

魅力的な笑顔を作るだけでなく、実は native の英語に近づく裏技でもあります。

1) B と P

唇を閉じて勢いよく息を押し出すように発音すると習いましたよね。確かに native もそうしています。

ですが、我々 non-native にはもう一工夫が必要でした。

それが "口角をあげる" ことです。

2) TH [θ] と [ð]

学生時代に誰もが苦戦した舌先を前歯でかむあれです。

[θ] は清音、[ð] は濁音です。

ここでも "口角をあげる" を加えて下さい。

笑顔を作り舌先を軽く噛んで「スッ」

または「ズッ」と発声しすばやく舌

を引っ込めて下さい。きれいな発音が

約束されます。

3) L

R の発音と比較されることが多く、舌先を上の歯茎につけるあの音です。

ここでも "口角をあげる" を加えて下さい。

舌先がぴったり歯茎についてきれいな L が発声できます。

4) F と V

下唇の上に前歯をおいて発音する摩擦音です。

清音がF濁音がVです。

そこで口角を上げてみて下さい。下唇が前歯に近づきますから自然に発音できます。

■ひょっとこのイメージです！

ひょっとこのお面を思い出して下さい。

唇を丸めて突き出すイメージです。

この口が有効な音を2つご紹介します。

1)R

Lとの明確な違いは舌を丸めること！　と筆者も学生時代に教わりましたが、ここでも＋αが実は必要です。

口を尖らせながら舌を丸めて"R"を発音して下さい。

2)W

口を尖らせながら「ウッ」と言いましょう！

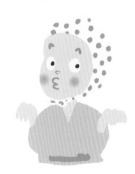

付

録

✎ Native は小さい頃から英語の発音矯正をされています。また何世代にも渡って母国語として生活してきていますから、発声器官が英語に適するようになっています。

一方、私達 non-native はそのハンディを埋める工夫をする
必要があります。

✐欧米の発音矯正を題材にした映画で "英国王のスピーチ"
というものがあります。
吃音に悩まされたイギリス王ジョージ6世の苦労と治療の
様子が克明に描かれています。映画自体も素晴らしいので
興味がある方はぜひご覧下さい。

☑冗語 （Redundant phrases）

No	冗語（Redundant phrasses）	Try saying
1	A totalof 10 samples	10 samples
2	Absolutely certain or sure/essential/guaranteed	Certain or sure/essential/guaranteed
3	Actual experience/fact	Experience/fact
4	Advance notice/planning/reservations/warning	Notice/planning/reservations/warning
5	Ask a question	Ask
6	Basic fundamentals/essentials	Fundamentals/essentials
7	Close proximity	Proximity
8	Consensus of opinion	Consensus
9	During the course of	During
10	Each and every	Each
11	End result	Result
12	Enter in	Enter
13	Estimated at about/roughly	Estimated at
14	Exactly the same	The same
15	Few in number	Few
16	Final outcome	Outcome
17	In spite of the fact that	Although
18	In the event that	If
19	Major breakthrough	Breakthrough
20	New innovations	Innovations
21	Past history/record	History/record
22	Period of 7 weeks	7 weeks
23	Plan ahead	Plan

24	Possibly might	Might
25	Postpone until later	Postpone until
26	Repeat again	Repeat
27	Revert back	Revert
28	Same identical	Identical
29	Shorter/longer in length	Shorter/longer
30	Since the time when	Since
31	Still remains	Remains
32	Summarize briefly	Summarize
33	Therapeutic treatment	Treatment
34	Usual custom	Custom

☑セミコロン、コロン、ハイフンの使い分け

まず節と節をつなぐ強さ指標

コンマ（,）＜セミコロン（;）＜コロン（:）＜ピリオド（.）

を覚えて下さい。

a) セミコロン（;）の役目

　1. 節と節をつなぐ接続詞の代わり

　　多くは因果関係、対比、逆説の意味で使われます。

　　例）I don't care if it rains or not; I will be at home today.(;
　　　= because)

　2. 例示（カンマだけでは紛らわしい時のみ）

　　例）Tom, the man with the mustache; Jill, the woman
　　　with cool hair

b) コロン（:）の役目

　1. 後に続く内容が前の内容を説明する

　　多くは同格と引用の意味で使われます。

　　例）You will find three people in the house: Tom, Kenta,
　　　and Masaki.（:= 同格）

　　　You should remember Dr. King's famous phrase: "I
　　　have a dream.（:= 引用）

　2. 例示

　　例）Topics to be discussed will include: PCR, CT and

71

Xray.

c) ハイフン (-) の役目

同格語が長い時

例) Hard work, composure under pressure,

コンポージャ　　　　プレッシャー

self-confidence-these are requisite qualities

セルフ コンフィデンス　　　　　　リクイジット クオリティーズ

for good ER* specialists.

スペシャリスツ

訳) 勤勉であること、ストレスに負けない精神的強
さ、そして自信―これらは救急科専門医にとっ
て必須の資質である。

* ER : emergency room　救急医療

イー アー

☑便利な表現 (和英変換)

1. 明らかである

✓ It is apparent (clear, obvious) that ~.

アペーアラント　　　　　オーヴィアス

2. 値する

✓ It is noteworthy that~.

ノートワージー

✓ It is worth –ing ~.

✓ It is certainly worth –ing ~.

✓ It may be mentioned (added) that ~.

3. 扱う

✓ be covered (dealt with)

This issue is to be covered (dealt with) in the table 1.

✓ handling

This computer handling radiation dose needs to treat ~.

72

4. 当てはまる

✓ go for ~.

5. 以外の / に

✓ other than

✓ outside of

6. 行き過ぎる

✓ excessive

エクセシヴ

His interpretation is somewhat excessive, ~.

✓ go too far

Some critics went too far to say that~.

7. 幾分は

✓ in part

8. 一見すると

✓ at first glance

9. 一致する

✓ conform to

コンフォーム

These terms do not conform to the generalization given above.

✓ consistent with

If all these results are consistent (consonant) with ~.

コンシスタント　　コンソナント

✓ In accordance with

In accordance with our conclusion, ~.

10. 異例である

✓ Unusual

11. 疑わしい

✓ suspect, dubious

サスペクト　　ドゥービアス

付

録

73

The examples given in this chapter are suspect (dubious) .

✓ skeptical, doubtful

スケプティカル　ダウトフル

This reviewer is skeptical (doubtful) that ~.

12. おかしい

✓ odd, strange, unreasonable

13. 補う

✓ Supplement

サプルメント

I would like to add, to supplement his argument, that~.

アーギュメント

14. 思い浮かぶ

✓ come/bring/call to mind

This brings to mind an equation describing this

エクエイション（方程式）ディスクライビング（描出する）

phenomenon.

フェノーメノン（現象）

15. 書かれている

✓ read, run

The version of the software reads/runs: ○○○ .

16. 概要を話すと

✓ broadly/roughly speaking

Broadly/Roughly speaking, the classifications are

クラシフィケーション（分類）

defined as follows: ○○○ .

デイファインド（決める）

✓ by and large

17. ～にも拘わらず

✓ despite/in spite of/regardless of/irrespective of

　　　　　　　　リガードレス　　　　イリスペクティヴ

18.（～に関する）限り

✓ as far as ～ is concerned/goes

✓ to (the best of) one's knowledge

To the best of our knowledge, there has been no report published concerning this topic.

19. 確証する

✓ Confirm

コンファーム

Those similar case reports help to confirm our conclusion that～ .

20. 括弧

✓ ( ) parentheses, round brackets

　　パレンセシス　　　ラウンド　ブラケッツ

✓ ｛｝curly brackets, braces

　　カーリー　ブラケッツ　　ブレイシズ

✓ [ ] square brackets

　　スクエアー　ブラケッツ

✓ < > angle brackets, broken brackets

　　アングル　ブラケッツ　　ブロークン　ブラケッツ

21. 仮定する

✓ assume, postulate

　　アスーム　　ポスチュレイト

22. 可能性

✓ possibility, potential

　　ポシビリティー　ポテンシャル

One possibility is that～.

There is a possibility for/of ～.

23. 代わりに

✓ Instead of, in its stead, in place of

24. ～に関する / 関して

✓ On, regarding, in reference to, with reference to, with regard to, in respect of

On the relationship between these parameters, see the table1 below please.

25. 間接的に

✓ At second hand, indirectly

インディレクトリー

26. 観点から

✓ In the light of, from a perspective

ペースペクティヴ

The papers deal with the interpretation of the data from an insightful perspective.

インサイトフル（洞察に富んだ）　ペースペクティヴ（視点）

27. 簡略化する

✓ Abbreviate, simplify

アブリーヴィエイト

The result can be simplified as in the equation of (7a).

エクエイション（方程式）

28. 慣例の

☺ 日本語とニュアンスがだいぶ異なり、時には「古臭い」という意味で使われます。反意語は now や today です。

✓ Conventional, traditional

コンヴェンショナル

29. 関連する

✓ Relevant to, associate with, correlate with

レレヴェント　　アソーシエイト　　コリレイト

30. 基準
✓ Standards, criterion（複数形は criteria です）

クライテリアン　　　　　クライテリア

31. 規定の
✓ Underlying

アンダーライング

Some constructions have an underlying object appearing as subject.

32. 逆（の / に）
✓ Converse（ly）, opposite（ly）, the other way round,

コンヴァース（リー）　　オーポジト（リー）

vice versa

ヴァイス ヴェーサ

33. 強化する
✓ Reinforce, strengthen

レインフォース　ストレングスン

The argument is reinforced by the discovery in 2010.

34. 強調する
✓ Emphasize, highlight, intensify

エンファサイズ　ハイライト　インテンシファイ

These passive reports also highlight new information.

35. このように
✓ in this way

When used in this way, ~.

✓ thus

36. 根拠
✓ Grounds（against/for）

37. 再確認する
✓ reassure

リアシュアー

付

録

38. 再考する

✓ reconsider, rethink

Why not reconsider/rethink that this classification in the Discussion section.

39. さかのぼる

✓ date back, go back, trace back

This usage dates back to 1998.

ユーサッジ゛（使用）

40. 削除する

✓ cut out

✓ excise

エクサイズ゛

You can cut out the command to a minimum of "C".

41. 暫定的な / に

✓ Tentative

テンテイテイヴ゛

✓ for the time being/for the moment

42. 私見では / 個人的には

✓ Personally

✓ For my part

✓ in my conception/view

コンセプ゜ション

43. 実際には

✓ actually

✓ in fact/practice

43. 示す

✓ Illustrate, show

44. 修正する

✓ modify, revise, rewrite, remedy, rectify

モーデ゛イファイ　レヴ゛ァイズ゛　　　レメデ゛ィー　レクテイファイ

45. 周辺の

✓ Marginal, peripheral　　　反意語　central
　　マージナル　　ペリフェラル

46. 出現する

✓ appear, come, emerge, loom, occur, show up, turn up,
　　アペアー　　　　イマージ　　　ルーム　オカー

give rise to

47. 主として

✓ in the main, mainly

48. 詳細な

✓ deeply, in detail, fully

49. 除外する

✓ remove, eradicate, omit, rule out, preclude, exempt
　　　　　イラーディケイト　　オミット　　　　プリクルード　エグゼムプト

50. 初例

✓ earliest (first) example (instance), first occurrence
　　　　　　　　　　　　　　　　　　　　　　　　　　オカーランス

51. 進行中

✓ ongoing, in progress, on one's way, under way

52. 推測する

✓ conjecture, guess, speculate
　　コンジェクチャー　　　スペクレイト

53. 性質、特徴

✓ character, nature, feature, property, trait
　　　　　　　　　　フィーチャー　プロパティ　トレイト

54. 成長する

✓ Grow up, develop, mature
　　　　　ディヴェロップ　マチュアー

55. 相互参照

✓ cross-reference

クロス レフェレンス

56. 治験

✓ clinical investigation

クリニカル インヴェスティゲイション

57. 調査する

✓ check, survey, go through, investigate

サーヴェー インヴェスティゲイト

58. 通例は

✓ normally（generally）speaking, ordinarily, usually

ノーマリー オーディナリー

59. 定義する

✓ Define

デイファイン

60. 提示する

✓ present, provide

プレゼント プロヴァイド

61. 提唱する

✓ propose, advocate

プロポーズ アドヴォケイト

62. 通して

✓ through, by way of, via

ヴィア

63. 同様に

✓ In like manner, likewise, similarly

ライクワイズ シミラリー

64. 特に

✓ especially, particularly, notably

エスペシャリー パティクラリー ノータブリー

付
録

80

65. 抜粋

✓ excerpt, extract

エクサープト　エクストラクト

66. 早くも

✓ as early as　　　反意語　as late as

67. 描写する

✓ depict, describe, represent

ディピクト　ディスクライヴ　　レプレゼント

68. 比例して

✓ in the same portion as

ポーション

69. 不均等

✓ uneven, not even

70. 含む、含める

✓ contain, embrace, include, involve

コンテイン　エムブレイス　インクルード　インヴォールヴ

71. 二通り

✓ Twofold

ツーフォールド

72. 分岐する

✓ diverge, divide into~

ダイヴァージ　ディヴァイド　イントゥ

73. 分類する

✓ break down, categorize, classify, separate into

キャーテゴライズ　クラーシファイ　セパレイト　イントゥ

74. 変則性

✓ Irregularity

イレギュラリティー

付

録

81

75. 包括的
✓ all-encompassing

エンコムパッシング

76. ほのめかす
✓ imply, suggest, allude

イムプライ　　　　　　アルード

77. ぼやけた
✓ Blurring, fuzzy, obscure, unclear

ブルアリング　ファジー　オブスキャー　アンクリアー

78. 見なす
✓ regard as, see as

79. 矛盾する
✓ contradictory, in contradiction with, in conflict with,

コントラディクトリー　イン　コントラディクション　ウィズ　イン　コンフリクト ウィズ

incompatible (inconsistent) with

インコムパティブル　（インコンシスタント）　ウィズ

80. 基づく
✓ on the basis of

81. 有効である
✓ Helpful, hold good, valid

ヴァーリッド

82. 優勢である
✓ dominate, predominate

ドーミネイト　プレドーミネイト

83. ユニークな
✓ unusual, standing out

84. 予測する
✓ anticipate, forecast, predict

アンテシペイト　フォーキャスト　プレディクト

85. 〜によって

✓ according to, by means of, by the use of, by virtue of, in
アコーディング ヴァーチュー

terms of, through

86. 類似性

✓ likeness, resemblance, similarity
リゼムブランス シミラリティー

87. 例外

✓ exception
エクセプション

88. 重要な、大事な

✓ significant, crucial, critical, vital, principal, fundamental

付

録

83

参考文献

1）オックスフォード現代英英辞典 第9版

2）Longman Dictionary of Contemporary English（6E）
　Paperback & Online（LDOCE）

3）ステッドマン医学大辞典　改訂第6版 【英和・和英】メ
　ジカルビュー社、2008

イラスト / 小柳晶子

著者略歴

光野　譲（こうの　ゆずる）

1997 年～　国立埼玉病院
2001 年～　国立国際医療研究センター病院
2009 年～　国立がん研究センター中央病院
2017 年～　国立国際医療研究センター病院　副診療放射線技師長

診療放射線技師のための英会話研究会代表
海外留学、長期渡航経験なし。独学で英検１級合格、TOEIC930 点取得。国際学会発表経験（数十回）

著書に『診療放射線技師のための院内英会話』(医療科学社 2010 年)、『放射線検査で使える英会話』(医療科学社 2020 年) など多数

診療放射線技師のための

国際学会で使える英語
English for Academic Presentation and Paper

価格はカバーに
表示してあります

2021 年 1 月 30 日　第一版 第 1 刷 発行

著　者　　光野　譲 ©
　　　　　こうの　ゆずる

発行人　　古屋敷　信一

発行所　　株式会社 医療科学社
　　　　　〒 113-0033　東京都文京区本郷 3 - 11 - 9
　　　　　TEL 03 (3818) 9821　　FAX 03 (3818) 9371
　　　　　ホームページ　http://www.iryokagaku.co.jp
　　　　　郵便振替　00170-7-656570

ISBN978-4-86003-124-4　　　　　（乱丁・落丁はお取り替えいたします）

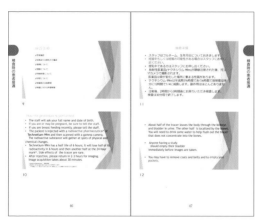

Plain English For X-ray
診療放射線技師のための院内英会話

著者：平井 隆昌・光野 譲・田仲 隆（国立がんセンター中央病院 放射線診断部）

「掘った芋　いじるな」?!
ジョン万次郎に学ぶ "度胸の英会話実例集"

　診療放射線技師が外国人診療に携わることも珍しくない昨今，当の外国人患者さんからすれば，異国の地での病気への不安は計り知れない。片や英語論文の作成が日常的になっているとはいっても，会話となると苦手意識が先に立つ方も多いはず。

　そこで本書は，かのジョン万次郎の著した日英辞典の原点に立ち返り，「What time is it now!（掘った芋　いじるな）」を実践する "度胸の英会話実例集" とした。

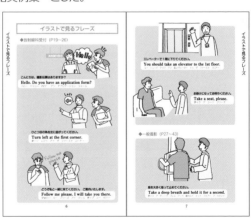

【主要目次】
よく使うフレーズ１―助動詞編／よく使うフレーズ２―動詞編／放射線科受付／一般撮影／乳房検査（マンモグラフィ）／透視検査／血管撮影検査／CT 検査／MR 検査／核医学検査

■ 新書判　■ 120 頁　■ 定価（本体 2,000 円＋税）　■ ISBN 978-4-86003-412-2

医療科学社　〒 113-0033　東京都文京区本郷 3-11-9　TEL 03-3818-9821
http://www.iryokagaku.co.jp　FAX 03-3818-9371